AF377398

L'ORTHOPÉDIE DE LA SCOLIOSE

A L'EXPOSITION NATIONALE SUISSE

L'ORTHOPÉDIE DE LA SCOLIOSE

A L'EXPOSITION NATIONALE SUISSE

CONSIDÉRATIONS GÉNÉRALES

A CE PROPOS

SUR LE TRAITEMENT

DES DÉFORMATIONS DE LA COLONNE VERTÉBRALE

PAR LE

DOCTEUR FONTAINE-ATGIER

CINQ FIGURES INTERCALÉES DANS LE TEXTE

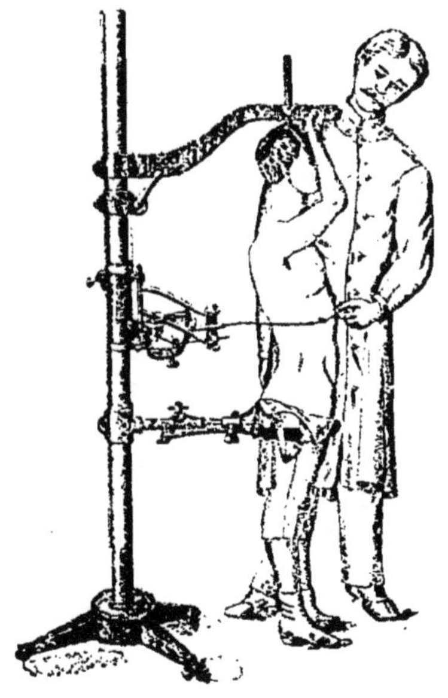

PARIS

OCTAVE DOIN, ÉDITEUR, 8, PLACE DE L'ODÉON

1896

PRINCIPALES PUBLICATIONS ET CRÉATIONS

Du Docteur FONTAINE-ATGIER

1873 — **L'Iridotomie**. (J.-B. BAILLIÈRE, éditeur.)

1881-82 — **L'Œil**, son anatomie, son fonctionnement, ses maladies. (In *Médecine populaire*.)

1884 — **Le Mobilier scolaire** dans ses rapports avec l'œil myope, et en particulier la Table-Chaise hygiénique à trois inclinaisons fixées automatiquement, du Docteur FONTAINE-ATGIER.

1885 — **Invention de la Pile à Gargousse de carton** et lessive des savonniers comme liquide excitateur.

1886 — **L'Instruction et l'Education** au XIXe siècle. (In *Journal d'Hygiène*, 7 et 14 octobre.)

1887-88 — **Application dans des électro-médicaux perfectionnés** de la Pile à Gargousse de carton, et d'un trembleur particulier spécialement désigné sous le nom de *Trembleur-balancier* du Docteur FONTAINE-ATGIER. (Médaille de bronze à l'Exposition universelle de 1889.)

1889 — **Création de la Sonnerie Dig-Din-Don**, à trembleur-balancier vertical, et rendu sensible pour la circonstance, par l'abaissement extrême de son centre de gravité.

1890 — **Création de la Machine Volta-Gramme**, et publication, à son sujet, d'une brochure de vingt-sept pages et neuf figures. (MICHELET, éditeur, 25, quai des Grands-Augustins, Paris.)

1892 — **Présentation** à la Société clinique des Praticiens de France d'un modèle de **Pinces à phimosis** créées depuis 1880. (AUBRY, constructeur, 6, boulevard Saint-Michel, Paris.)

1892 — **Présentation** à la même Société, de **l'Histophiline**, produit pharmaceutique à base d'iodure de térébenthène.

1894 — **Création du Transmutateur Multiplex**.

1895 — Observation d'une **Claudication** tendant à établir la légitimité d'un nouveau type de raccourcissement apparent. — Sa guérison par le massage seul. (In journal : *La Clinique française*, 25 novembre et 10 décembre.)

1896 — **L'Orthopédie de la Scoliose** à l'Exposition nationale suisse. (Octave Doin, éditeur.)

A PARAITRE

Généralités sur l'Electricité et les Piles. — Couple électro-voltaïque de l'auteur.

Esquisse de Médecine physique.

Le Pantologue : Essai d'encyclopédie philosophique.

Notre impression sur l'Exposition Nationale Suisse. — Description de quelques appareils intéressants que nous y avons remarqués à la section d'Hygiène *(groupe de l'Orthopédie)*, et relatifs au redressement et à la mensuration des déformations de la colonne vertébrale. — Considérations générales, à ce propos, sur le traitement de la Scoliose.

L'Exposition Nationale Suisse a été, on peut le dire, un des réconfortants événements de l'année 1896. Elle a montré, en effet, aux grandes Nations, ce que peut un petit peuple libre, actif, intelligent, industrieux, jaloux de son indépendance, et profondément pénétré de la nécessité qu'il y a, pour la bonne harmonie des choses, que le progrès dans le domaine des idées morales, et le développement de ces vertus sociales qui sont la fraternité, la solidarité et la charité, marchent toujours de pair avec l'accroissement de la prospérité industrielle et commerciale.

La Suisse s'emploie à cette double tâche avec des chances d'autant plus grandes de succès, qu'elle dispose, d'un côté, en outre de ses puissances motrices naturelles, de toutes les forces intellectuelles que lui assure le système si brillamment développé de son enseignement public et pratique, et que, d'autre part, sous le souffle d'une foi évangélique sincère, et dont sont animés la plupart des cœurs helvétiques, les initiatives y surgissent nombreuses, se donnant courageusement la mission de conquérir le plus d'âmes possible, à la pratique de tout ce qui, en dehors de la richesse (*hygiène, idées religieuses*), tend à rendre l'homme plus heureux et meilleur.

Nous gardons, quant à nous, le plus agréable et le meilleur souvenir des quelques visites que nous avons eu la bonne fortune de faire à cette Exposition où il nous a été donné de relever de multiples manifestations de cette double activité. Elle avait été installée, du reste, dans un cadre merveilleux, et organisée avec une intelligence parfaite des exigences de tout ordre que comporte toujours une si importante entreprise.

La section consacrée à l'Hygiène et à la Médecine avait, on le comprend, tout particulièrement attiré notre attention, et nous y avons relevé les choses les plus intéressantes.

Les signaler toutes, nous entraînerait fatalement à un très long travail, et, notre but, en écrivant ces lignes, est beaucoup plus modeste. Nous laisserons donc de côté, quoique à regret, les diverses manifestations du génie chirurgical suisse, en ce qui concerne les instruments et les appareils utilisés en clinique, et qui, pour la plupart, visaient la rigoureuse application de l'antisepsie aux opérations. Nous ne ferons que signaler également, dans un autre ordre d'idées, l'intéressante et ingénieuse création du docteur Bourget, de Lausanne, pour les douches de sable chaud appliquées à l'estomac.

Mais, en revanche, nous allons nous arrêter en les décrivant avec soin, aux innovations apportées par quelques médecins suisses et en particulier par M. le docteur Hubscher, de Bâle, dans le traitement mécanique de la scoliose, et aux nouveaux moyens employés par eux, pour mesurer et inscrire graphiquement ces déformations, de la colonne vertébrale. C'est là, en effet, un sujet qui rentre plus directement dans notre compétence, puisque nous-même, nous nous sommes occupé pendant plus de cinq ans, et d'une façon exclusive, des complexes et délicates questions que soulève le traitement des déviations de la taille (1).

Imprégné des judicieuses doctrines orthomorphiques du regretté docteur Dally, et adversaire déclaré, par conséquent, des corsets appliqués en vue d'exercer une action mécanique continue, soit sur une voussure thoracique, soit sur une élévation d'épaule, en vue de déprimer l'une, ou d'abaisser l'autre, nous n'avions pas eu beaucoup plus de confiance, jusqu'ici, dans l'efficacité des autres genres d'appareils redresseurs.

Évidemment, ceux qu'avaient imaginés Bouvier, J. Guérin et Pravaz de Lyon, étaient plus rationnels en principe que les corsets ; mais, la puissance de leur action correctrice était, et devait fatalement être très limitée, en raison des nombreuses lacunes de leur dispositif.

Si, à cette insuffisance dans les résultats donnés par ces appareils, on ajoute les complications qu'ils entraînaient dans le traitement, et leur caractère tortionnaire par rapport au patient, on comprend qu'ils aient été abandonnés de bonne heure, par les médecins orthopédistes.

Plus récemment, il est vrai, *Lorenz, Kirmisson, Barwell, Hoffa, Zander, Schulthess*, ont créé des appareils beaucoup plus parfaits, et d'une application plus pratique. Mais, malgré tout, quoique ébranlé quelque peu dans notre intransigeance première à l'égard des redresseurs mécaniques, par ces ingénieuses inventions, nous n'avions pas été néanmoins complétement conquis à leur cause.

En ce qui nous concerne, notre pratique s'était donc toujours résumée jusqu'ici, quant aux modes d'intervention dans la scoliose, au *massage*, à la *gymnastique rationnelle*, y comprise celle du poumon, avec, comme complément, la suspension au *collier de Sayre*, et l'administration, pour finir la séance, d'une *douche courte et froide*, c'est-à-dire tonique.

Cette série de moyens rigoureusement et méthodiquement appliqués en de

____

(1) Nous venons de céder notre établissement orthopédique de la rue de Chazelles à M. le docteur Mesnard, pour entrer dans la voie où s'est engagé déjà notre distingué confrère Guimbail, des Thermes de Valentia, à Monaco, et traiter les maladies générales chroniques (*nerveuses et de la nutrition*), par les agents physiques, et spécialement par la gymnastique, le massage, et l'électricité sous toutes ses formes, anciennes et nouvelles.

longues séances, et corroborés de prescriptions strictement suivies à domicile, et visant, en dehors de l'alimentation reconstituante, le coucher avec une large planche sous les matelas, la position horizontale fréquemment prise dans le jour, et également sur un plan dur et légèrement incliné, la suspension des devoirs écrits, et une surveillance constante touchant la bonne tenue, nous ont toujours donné d'excellents résultats.

Mais, il n'en reste pas moins vrai, qu'aux prises avec des scolioses très prononcées à double et triple courbure, nous avons été bien souvent hélas ! obligé, dans ces cas, de constater l'impuissance de l'excellente méthode du Docteur Dally, et l'insuffisance de la main seule pour faire rentrer momentanément les parties déformées du torse, dans leur forme normale.

Certes, nous nous sommes toujours bien gardé alors, de nous rejeter sur les prétendus corsets redresseurs, qui, eux, non seulement ne guérissent pas, mais finissent toujours par accentuer au contraire la déformation qu'on leur donne pour mission de faire disparaître. Sans compter les perturbations qu'ils apportent dans les fonctions de la circulation et de la respiration, et qui, en nuisant au bon équilibre de la nutrition générale, placent le scoliosique dans des conditions désastreuses, tant au point de vue de sa santé, que de la guérison de sa déformation.

Le premier devoir du médecin étant de ne pas nuire, nous nous étions donc toujours tenu jusqu'ici, même dans les cas les plus graves, au seul traitement par les *manipulations*, la *gymnastique rationnelle*, la *suspension* et *la douche* dont l'effet, en tout état de cause, est bienfaisant au point de vue de la santé générale.

Maintenant, si, en l'absence de tout résultat satisfaisant au point de vue du redressement, le client se décidait à abandonner le traitement orthoplastique, nous lui prescrivions le simple *corset de soutien* du docteur Kirmisson, conjointement à l'usage des fortifiants, et au séjour si possible sur les bords de la mer. Tout cela, sans préjudice, bien entendu, de tous les moyens déjà indiqués plus haut comme pouvant être appliqués dans la famille.

Mais, aujourd'hui, en face des heureuses combinaisons mécaniques tout récemment imaginées pour venir en aide à la main intelligente, nous estimons qu'il y a mieux à faire, et que le médecin traitant une scoliose à double et triple courbure a tout à gagner à compléter l'effet de ses manipulations par une action mécanique plus prolongée, à condition, toutefois, que cette action mécanique puisse se graduer et se doser facilement pour chaque cas, chaque âge et chaque forme, et aussi, que le médecin puisse à chaque instant se rendre compte de la force déployée. De plus, le maximum de cette force, non seulement ne devra jamais entraver le jeu de la cage thoracique, mais, même dans ces conditions, les exercices respiratoires doivent demeurer possible. Or, les appareils de MM. Lorenz, Kirmisson, Barwell, Hoffa, Zander, Schulthess et Schede ne nous paraissent réaliser ces désiderata que d'une façon fort imparfaite.

D'abord, ils ne nous semblent pas pouvoir facilement agir d'une manière assez simultanée sur l'ensemble des modifications que présente la cage thoracique scoliosée. Leur action dominante réside dans la détermination des pressions latérales, et celles ci s'y font, du reste, d'une façon beaucoup trop directe et trop constante, ce qui a une influence fâcheuse sur la respiration. Au surplus, nous le répétons, ces pressions latérales seules constituent un moyen de redressement incomplet et insuffisant. Il y a lieu, en effet, selon nous, de tenir compte, et de la poussée latérale de la colonne vertébrale, et de son affaissement vers le bassin de ce côté-là. Un bon appareil devra donc, conjointement avec les pressions latérales tendant, je suppose, à transformer une scoliose convexe droite en une scoliose convexe gauche, rendre possible l'extension verticale, et aussi la détorsion de la colonne vertébrale. Du reste, les pressions latérales sont obtenues dans les combinaisons mécaniques en question, par des moyens peu précis, *vis* (Kirmisson et Hoffa), *liens élastiques* (Lorenz), *tirage par bouteilles*, (Hoffa et Barwell), ou peu commodes : *tirage par poids avec transmission par rouleaux* (Zander, Schede, Schulthess). On a besoin, en effet, dans ce dernier cas, d'une grande quantité de poids, et cela, d'autant plus qu'on doit produire une augmentation graduelle de la pression. D'autre part, une grande partie de la force se trouve perdue par le fait de la transmission au moyen de rouleaux.

D'après tout ce que nous venons de dire, on peut voir qu'un appareil de redressement des déviations rachidiennes est loin d'être une chose simple. Aussi, notre attention fut elle vraiment frappée, lors de nos visites à l'exposition nationale Suisse, à Genève, par le nouveau dispositif orthopédique créé par le docteur Hubscher, de Bâle. Son appareil nous parut aussitôt répondre à tous les desiderata que nous énoncions plus haut, et l'analyse consciencieuse à laquelle nous l'avons soumis, n'a fait que corroborer notre impression première.

Nous y trouvons groupés, en effet, de la façon la mieux comprise et la plus rationnelle (*fig. 1*), les quatre éléments primordiaux qui, grâce à leur action synergique, font d'un appareil orthopédique destiné au redressement des déviations de la colonne vertébrale, un instrument véritablement utile et efficace, à savoir, de haut en bas :

1° Un mécanisme pour la suspension ; 2° un appareil de détorsion ; 3° un appareil de pression ; 4° un dispositif pour la surcorrection de la poussée latérale.

Ces quatre moyens d'action, en dehors de leur constitution propre sur les détails de laquelle nous reviendrons, dans un instant, doivent d'abord être considérés relativement à leur support. Celui ci est représenté par deux montants métalliques, comme le sont du reste toutes les parties de l'appareil entièrement fabriqué avec du tube de cuivre de différents diamètres. Ces montants sont cylindriques, et fixés d'un côté dans le plafond, et de l'autre dans le plancher. Si on désirait que l'instrument fût mobile, on n'aurait qu'à en fixer le bas dans un socle en bois ou en fonte, et faire rejoindre dans le haut les deux montants, sous la forme d'un arc surbaissé. C'est au milieu de ce cintre ou à sa partie correspondante dans le plafond qu'est rivé le crochet de support de la poulie sur laquelle joue la corde servant à élever ou à abaisser à volonté le collier de Glisson employé pour la suspension. Dans le haut du montant de gauche, se trouve rivé un autre crochet destiné à fixer la corde au point voulu. Les trois autres mécanismes sont ajustés sur les montants, à l'aide de douilles, ce qui permet leur adaptation par glissement, à la taille du sujet soumis à l'appareil. Cette adaptation doit se compléter par le réglage des tiges que tiennent les mains de la personne en traitement. Elles doivent occuper une position telle, que le bassin étant fixé normalement dans le cadre carré servant à la surcorrection de la poussée latérale, le

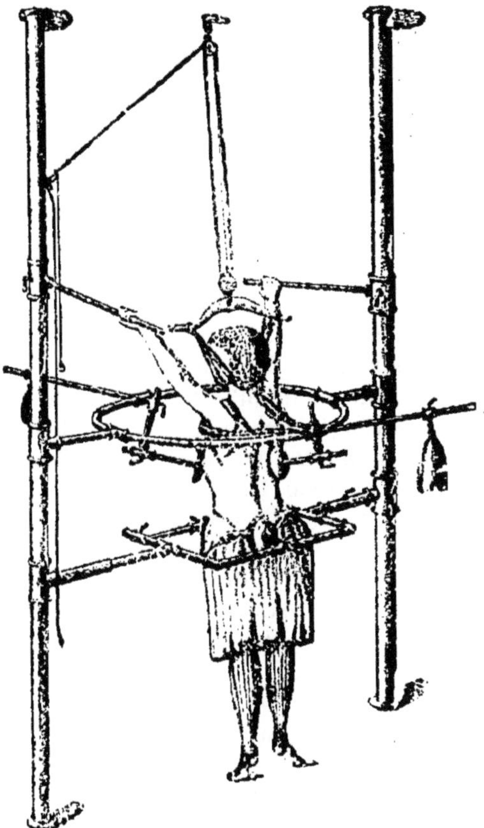

Figure 1

tronc soit entraîné, par une action analogue à celle que produit le cadre d'Hoffa, dans le sens de la détorsion de la colonne vertébrale, par l'intermédiaire des membres supérieurs tenus verticalement. Cette première mise au point de ces différents mécanismes envisagés chacun dans sa totalité, étant terminée, et fixée à l'aide de vis de serrage que portent à cet effet les douilles, le médecin n'a plus à s'occuper que de la direction à donner à ses leviers de pression, de la position qu'il veut que les poids aient sur ces leviers, ainsi que de la quantité qu'il devra déplacer, à droite ou à gauche, le cadre carré du dernier système, afin de déterminer la surcorrection de la poussée latérale dont il a été question plus haut.

Ce déplacement s'opère aisément par le glissement des deux tiges fixées perpendiculairement sur les côtés latéraux du cadre carré, dans deux tubes correspondants, annexés aux douilles des montants. Ces deux tubes portent chacun une vis de serrage au moyen desquelles on fixe la position du cadre qui détermine la surcorrection cherchée. Celle-ci résulte de ce que le cadre a entraîné avec lui, d'une quantité égale, le bassin qui s'y trouve normalement fixé au moyen d'une pelote postérieure prenant son point d'appui sur le coccyx, et de deux pelotes antérieures exerçant la contre-pression. Ces trois pelotes sont montées sur douilles avec vis de serrage, et peuvent, à volonté, se déplacer sur le cadre, et y prendre toutes les positions désirées. Dans ces conditions, le docteur Habscher arrive aux mêmes résultats que celui qu'obtient Lorenz, en déplaçant, à l'aide d'une ceinture élastique, le point de suspension du collier, mais le procédé de notre distingué confrère de Bâ est évidemment beaucoup plus simple et surtout plus rationnel. Nous devons ajouter que le côté antérieur du cadre carré n'est point soudé aux parties latérales, mais seulement marié avec elles par un dispositif à coulisse, qui permet de l'enlever complètement, quand quelqu'un doit prendre place dans l'appareil.

Il ne nous reste plus, maintenant, qu'à dire un mot du système des leviers qui occupent le centre de cet ingénieux redresseur rachidien. Il est constitué, comme on peut le voir sur la *fig. 1*, par un grand anneau métallique destiné à recevoir le thorax déformé, et sur les bosses duquel on désire exercer des pressions. Sur cet anneau peuvent se déplacer, par glissement, deux leviers à deux branches, dont les grands bras reçoivent chacun, sous forme d'un poids, la force à employer suivant les cas, et dont les bras courts sont terminés par de petites douilles à vis de serrage, dans lesquelles peuvent s'élever ou s'abaisser, suivant les cas, deux tiges verticales. Sur la partie inférieure de celles-ci, jouent, mais dans le sens horizontal, deux autres tiges portant chacune, à son extrémité interne, une pelote de pression.

Grâce à cette heureuse combinaison du docteur Hubscher (1), on n'a plus, on va le comprendre aisément, ces pressions directes et constantes que nous avons signalées comme trop brutales ou aveugles, dans les autres appareils.

D'abord, le degré de la force à exercer ne dépendant ici que de la position sur chacun des grands bras des deux leviers, du poids unique qu'ils portent, la graduation de cette force est des plus faciles, et on peut aisément commencer par les actions les plus réduites, pouvant à chaque instant se rendre compte de la quantité de pression, par les lois très simples des leviers à deux bras. D'autre part, la pression ne se produit pas, dans l'appareil du Dr Hubscher, dans un sens rigoureusement horizontal, mais elle suit une légère courbe, dont le rayon répond à la longueur du petit levier. C'est surtout cette dernière particularité

____

(1) Le Redresseur Hubscher est construit par Sandreuter, de Bâle.

qui, en déterminant des composantes de la force, rend celle-ci beaucoup plus légère à supporter, que la pression directe. Notre confrère applique généralement 5 à 10 kilos au levier postérieur, et de 2 à 5 kilos au levier antérieur. On peut, par le simple déplacement de ces poids, produire aisément une action dix fois plus considérable que celle qu'ils représentent par eux-mêmes.

Outre tous ces avantages, ces leviers, destinés à produire des pressions sur les parties déformées du thorax, présentent encore cette particularité remarquable, c'est que, pouvant constamment osciller de haut en bas autour de l'anneau qui les porte, la pression qu'ils exercent, et c'est là, selon nous, un point capital et des plus importants, n'empêche jamais des exercices respiratoires concomitants. Notre confrère, grâce aux qualités de son appareil, véritable succédané de la main intelligente, comme il le dit fort justement, peut y soumettre ses clients deux fois par jour, et une demi-heure chaque fois, sans les fatiguer. Il a soin, toutefois, d'interrompre à plusieurs reprises la suspension durant chaque séance.

Instrument de Mensuration des Déformations thoraciques du Dr Hubscher [1]

A côté de son appareil redresseur, le Dr Hubscher faisait figurer, à l'exposition de Genève, un non moins intéressant instrument, imaginé par lui en vue d'obtenir, sous forme de tracés graphiques, les contours horizontaux d'un thorax déformé quelconque, à quelque niveau que ce soit de celui-ci et aussi, dans les situations successives du sujet, avant la correction, et au moment même où il est soumis à l'appareil redresseur. Ce sont là deux avantages distincts et très importants, inhérents à la nouvelle combinaison mécanique de notre confrère, car, si l'un nous éclaire à chaque instant sur le résultat de notre tentative thérapeutique, l'autre nous permet de préjuger, dès le début du traitement, du degré de l'efficacité que pourra avoir notre intervention.

Ce nouveau Thoracographe, représenté *fig.* 2, se prête, en effet, avec la plus grande facilité, à tout ce qu'exigeait de lui son inventeur.

Il se compose de trois parties métalliques montées sur un même axe vertical en fonte, et pouvant occuper sur cet axe toutes les hauteurs voulues. La pièce supérieure est une longue branche de fer portant à son extrémité antérieure, le

(1) *In Centroblatt für orthopädie*, 1re année, 1887.

fixe-tête et deux poignées sur lesquelles viendront se placer les mains du sujet dont on veut relever graphiquement les déformations thoraciques.

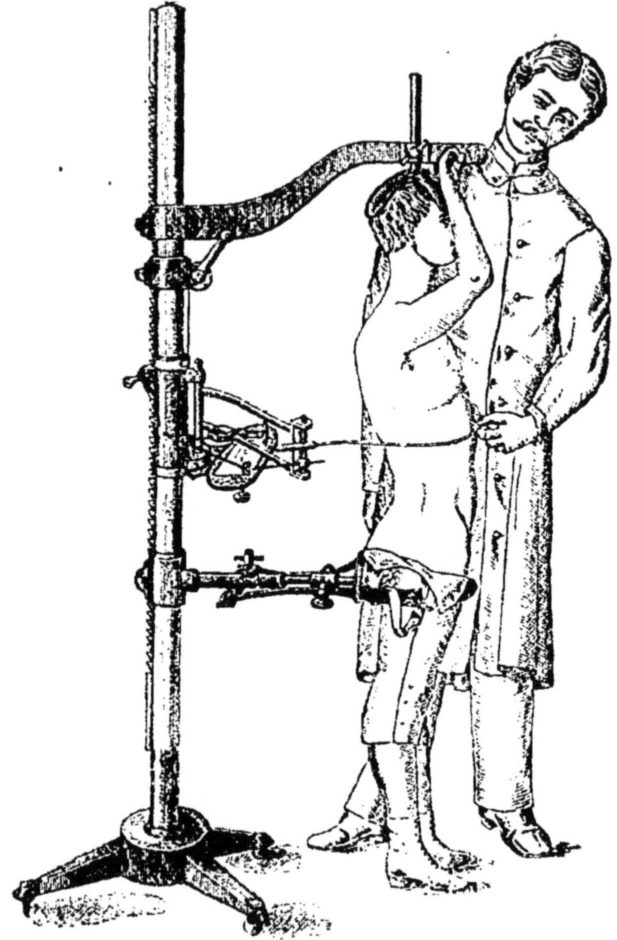

Figure 2

A la partie inférieure est un dispositif destiné à maintenir le bassin, chose importante, en l'espèce, l'opération devant toujours commencer, conformément aux indications du Dr Hubscher, par la détermination du contour de la ceinture iliaque. Le plan que ce contour circonscrit servira en effet de base à l'assemblage que l'on pourra faire à un moment donné, de tous les plans correspondants aux contours horizontaux relevés à des hauteurs déterminées du thorax, et il permettra de mieux apprécier la déformation envisagée ainsi dans son ensemble (*fig. 3*).

Quant au mécanisme qui figure entre les deux pièces précédentes, il constitue le système de mensuration et d'inscription proprement dit. Ce système est une très ingénieuse application du pantographe. Un crayon avec petite tête massive est fixé au bout de la petite branche de celui-ci, la pointe de ce crayon étant en contact avec le papier sur lequel se déroulera le tracé réduit 1/5 de la courbe décrite d'autre part par l'extrémité libre de la grande branche de l'instrument, parcourant les contours du thorax suivant au plan horizontal déterminé.

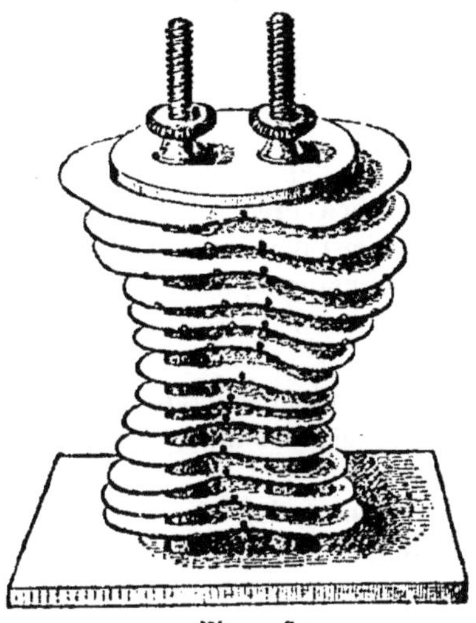
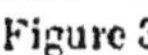

Figure 3

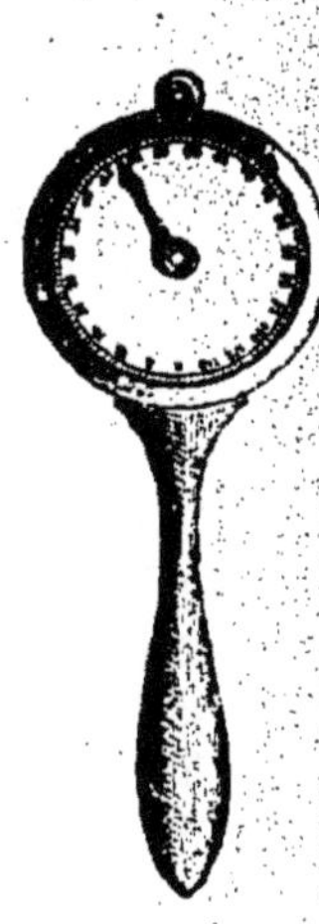

Figure 4

Pour que cette extrémité libre chemine facilement sur la peau sans jamais la froisser, elle est munie d'une boule mobile sur son axe vertical, et, de plus, pour que cette boule seule demeure en contact avec le thorax, tout le levier est recourbé en arc de cercle. Il a, naturellement, une longueur cinq fois plus grande que la petite branche du parallélogramme. Le support du papier est une planchette qui repose elle-même sur une portée métallique ménagée sur la douille reliant tout le système au montant de l'appareil.

On peut se servir, pour recevoir le tracé, de papier ordinaire ou de papier transparent. Celui-ci est préférable, car, il devient alors toujours possible de superposer deux courbes prises à un certain temps d'intervalle et à la même hauteur bien entendu, et de juger ainsi des modifications produites sous l'influence du traitement en cours. Quelque soit le papier utilisé du reste, toutes les feuilles destinées à l'appareil doivent être percées à leur centre de deux trous correspondants à deux petits pivots en bois que porte la planchette. Ce petit dispositif était nécessaire, pour donner aux courbes une orientation fixe, et, pour y reconnaître la position de certains points de repère importants (apophyses épineuses, sternum, omoplates, etc.), qu'on aura jugé à propos de souligner dans le tracé.

Quand le Dr Hubscher, afin d'obtenir une vue d'ensemble du thorax déformé, fait un assemblage des plans portan... ...s contours d'un certain nombre de relevés graphiques pris à différentes ha... ...urs du tronc, comme la chose est représentée *fig. 3*, il retrace ces contours en grandeur naturelle, au moyen d'un curvimètre de son invention, *fig. 4*, lequel donne immédiatement les 1/5 de centimètre en centimètres entiers (1).

Thoracographe du Dr Scheuk (de Berne)

Dans une salle voisine à celle où se trouvait l'appareil de mensuration du Dr Hubscher, nous avons remarqué celui qu'a créé pour le même but, le Dr Scheuk. Ce dernier instrument toutefois, n'est point un nouveau venu, car, en dehors de ses mérites réels, il a celui, croyons-nous, d'avoir été le premier enregistreur pratique des déformations thoraciques. Notre *figure 5* en donne, une vue d'ensemble, une idée exacte.

Pour bien en comprendre les détails, il faut considérer, d'une part, les parties de cet appareil qui n'ont qu'un simple rôle de support, et, de l'autre, le mécanisme proprement dit.

Les parties qui jouent le rôle de simple support, dans le Thoracographe de Scheuk, sont groupées autour d'un fort montant en fonte M,M' se terminant en bas par un socle de même nature ; à une hauteur déterminée de ce montant a été ménagée une portée servant d'assise à la première de ces pièces, qui est un cercle également en fer. Ce cercle y prend place par une de ses parties excentriques restée pleine, tout le reste étant évidé, et constituant l'espace où le sujet à examiner sera introduit. La seconde pièce P qui est longue, étroite, et équarrie, porte à sa partie inférieure une portée ou talon venant s'appuyer sur le bord supérieur d'un anneau mobile qui entoure le cercle évidé, et y est fixée à l'aide de boulons. Cette pièce est coudée à angle droit à ses extrémités. Voilà tout ce qui, dans le thoracographe, sert de support au mécanisme.

Celui-ci est aussi fort simple. La partie essentielle est une tige métallique cylindrique T, ajustée à l'aide de pivots entre les deux retours à angle droit de la pièce équarrie de tout à l'heure. Cette tige cylindrique est donc mobile autour de son axe longitudinal. Or, comme elle porte fixée sur elle les deux leviers destinés, l'un à recevoir à son extrémité libre le crayon enregistreur, et l'autre à suivre le contour du thorax, ces deux leviers sont donc solidaire, et on comprend que chaque bosse ou chaque dépression rencontrée par le levier explorateur, se traduira à l'extrémité du levier enregistreur, sous forme d'élévations ou de creux d'égale amplitude, puisqu'ici les leviers sont égaux. Mais, pour que ces élévations et ces creux prennent une valeur, il faut qu'ils se produisent sur le contour d'une ligne courbe. Or, pour que cela ait lieu, il suffit que le plateau C'

(1) Le Thoracographe Hubscher est construit par Runne, d'Heidelberg.

où se trouve le papier sur lequel le crayon a sa pointe appuyée, plateau mobile autour d'un axe central fixé sur le retour inférieur prolongé de la pièce carrée, soit mis en mouvement au moment de l'opération. Une manette y est ménagée à cet effet. — A ce mouvement de rotation sur place de la tablette sur laquelle est le papier où s'inscrit le dessin, s'en joint parallèlement un autre, dans l'anneau mobile du plateau C dont nous avons parlé, et dont le résultat est un déplace-

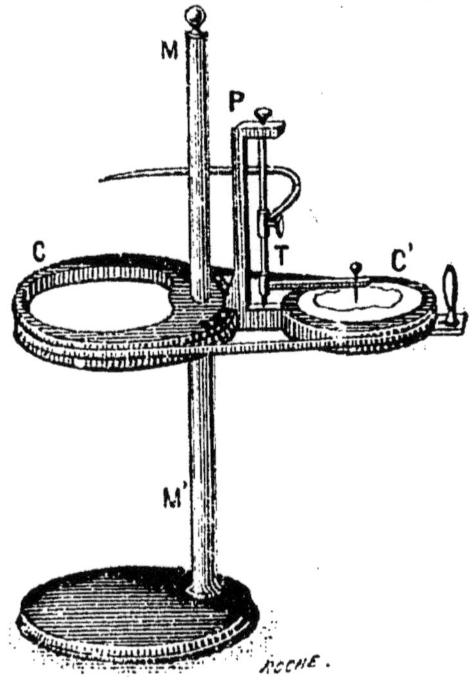

Figure 5

ment d'un certain angle, à droite ou à gauche, de tout le système explorateur et enregistreur, qui est solidaire de cet anneau. Ce mouvement se détermine à l'aide d'un cordon de transmission, reliant l'anneau mobile du plateau C à un anneau semblable et également mobile autour du plateau C'.

Cette combinaison rend possible l'exploration, à l'aide du levier courbe, de toute la circonférence du thorax, sans que le patient ait à se déplacer. Cette exploration pourra, de plus, avoir lieu à un niveau quelconque du tronc, le levier courbe pouvant facilement s'élever ou s'abaisser, étant monté à douille sur la tige cylindrique T, et ne s'y trouvant fixé que par une vis de pression à ailette.

En somme, le thoracographe Schenk est un appareil fournissant des données précises, mais d'un maniement beaucoup moins commode, il nous semble, que celui que vient de créer le Dʳ Hubscher, et cela aussi bien pour le patient que pour l'opérateur.

En effet, le sujet à examiner, outre que son entrée dans l'anneau ne doit pas, à coup sûr, être chose bien facile, ne peut y être fidèlement maintenu dans la position utile, que grâce à des courroies et à des points d'appui que lui offrent, au niveau du front et des épaules, deux réglettes horizontales en bois, garnies d'une façon convenable, et ajustées sur un tuteur vertical, passant entre les pieds et les jambes du patient, et auquel celui-ci se tient, d'autre part, par les mains. Ce tuteur et ses parties annexes n'ont pas été représentés sur la figure 5, afin de mettre plus en évidence les organes principaux de l'appareil.

Chaise du Dr Reymond (de Genève) [1]

Nous terminerons ce travail en signalant la *Chaise* exposée par le Dr Reymond, de Genève. Elle n'est pas précisément, à la vérité, un instrument orthopédique dans le sens strict du mot, comme l'est, par exemple, la chaise à redressement par pression latérale de Zander, mais bien plutôt un meuble hygiénique.

La chaise Reymond est, en effet, préventive de la scoliose par son ingénieux dossier rénal, facilement adaptable à toutes les tailles, et aussi en raison de ce que son siège, grâce à un système de quatre vis spéciales, à double écrou et articulées, qui en occupent les quatre coins, peut s'incliner à droite ou à gauche, d'une quantité toujours facile à graduer.

L'efficacité de ce double dispositif est d'autant plus grande qu'il tend à parer à une des principales causes de la scoliose, c'est-à-dire les mauvaises attitudes scolaires. Le dossier rénal, dont nous avons, du reste, le premier, à la suite du Dr Nicati de Marseille, démontré l'importance et la valeur en l'espèce (*Table-Chaise*), atteint ce but en prévenant la fatigue. Quant à l'inclinaison possible du siège, à droite ou à gauche, à volonté, elle concourt, quoique d'une façon différente, à une action de même ordre, en permettant toujours de provoquer une obliquité du bassin qui, par son retentissement sur la colonne vertébrale, contrariera très efficacement toute tendance à une attitude vicieuse (2).

(1) Le constructeur de la Chaise Reymond est M. A. Mauchain, à Genève.
(2) Ayant eu l'idée de faire visite au Dr Reymond, pour être confirmé dans nos notes sur sa *Chaise*, cela nous a valu l'avantage, non seulement de faire la connaissance d'un confrère très aimable et très compétent en matière d'orthopédie, mais aussi de voir chez lui un fort bel appareil permettant, grâce à trois leviers à fonctions indépendantes, perpendiculaires les uns par rapport aux autres, d'inscrire, en grandeur naturelle, sur des plans leur correspondant, et perpendiculaires eux-mêmes à chaque levier, des profils longitudinaux du thorax, et cela, aussi bien dans le sens antéro-postérieur du corps, que dans le sens bilatéral, ainsi que les contours horizontaux du tronc, à toutes les hauteurs désirées. L'inventeur de ce très intéressant appareil, aux données très précises, est le Dr Schulthess, de Zurich. L'instrument est malheureusement, de l'avis même du Dr Reymond, très peu pratique, en raison des conditions assez compliquées de son fonctionnement.
C'est un peu pour cela, du reste, mais surtout parce que nous ne l'avons pas remarqué à l'exposition, que nous n'en parlons ici que d'une façon toute accessoire. Ceux que ces questions intéressent en trouveront le dessin et la description dans le *Traité de Chirurgie orthopédique* du Dr Redard.

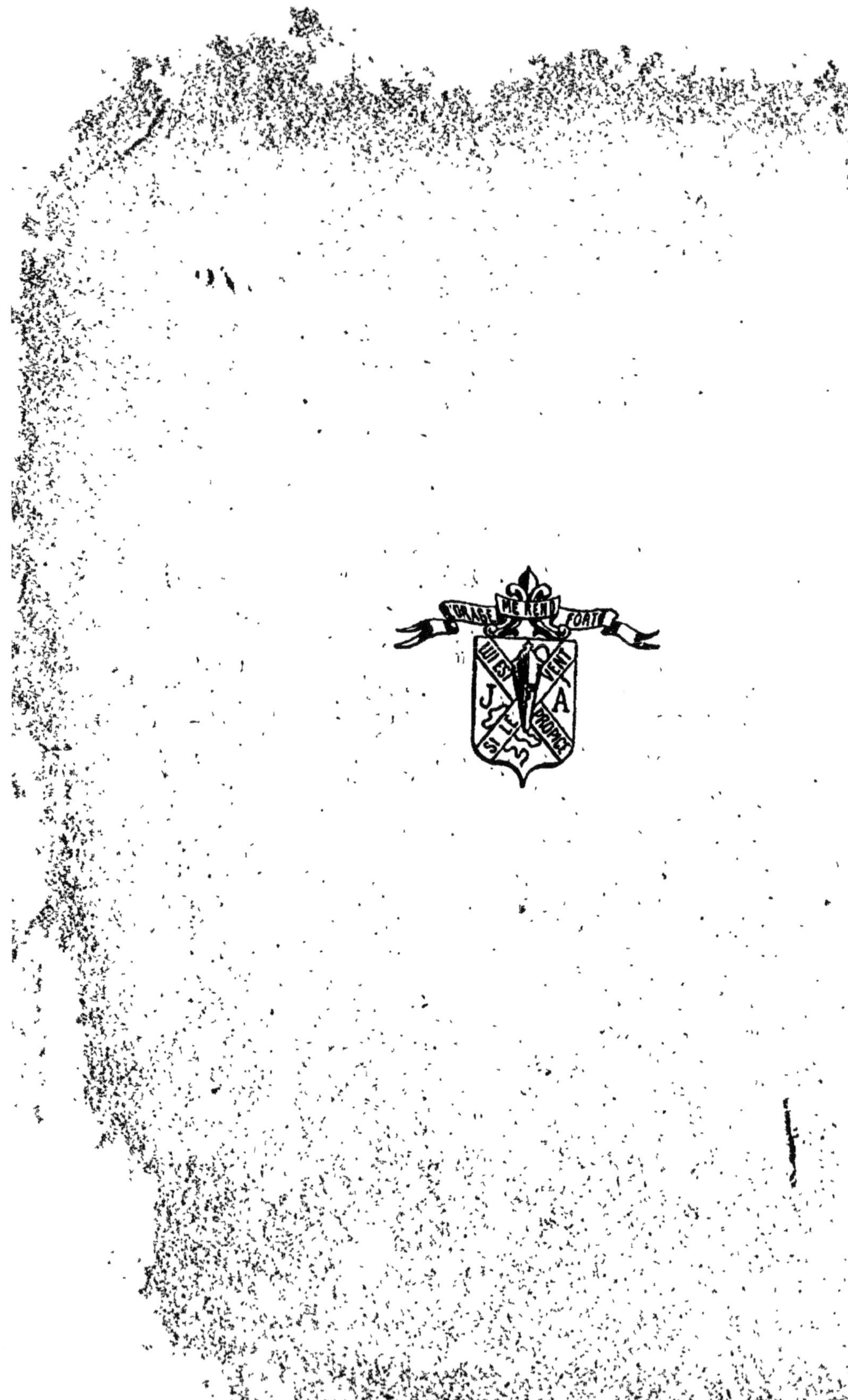
COURAGE ME REND FORT
QUI EST VENT
J   A
SI LE   PROPICE

www.ingramcontent.com/pod-product-compliance
Ingram Content Group UK Ltd.
Pitfield, Milton Keynes, MK11 3LW, UK
UKHW020911140726
13695UKWH00006B/2461